DES
ACCIDENS
QUI ARRIVENT
AUX NOUVEAUX NÉS,

D'après l'Effusion de l'Eau
baptismale, faite à froid.

TRÈS-HUMBLES

ET TRÈS-RESPECTUEUSES

REPRÉSENTATIONS

A NOSSEIGNEURS

Les Président, Archevêques, Evêques, & MM. les Députés du second Ordre, tenant l'Assemblée du Clergé de France.

Pour l'année mil sept-cent quatre-vingt-cinq.

Sur les accidens qui arrivent aux nouveaux nés, d'après l'effusion de l'Eau baptismale, faite à froid.

Par M. l'Abbé DESMONCEAUX, Pensionnaire du Roi.

Salus Populi, suprema Lex.

PRÉCIS.

L'HOMME prudent doit être en garde contre ses propres lumières, & se méfier du résultat de ses observations; c'est pourquoi l'on ne sera pas surpris de voir qu'on ait cherché à prendre l'A v i s d'un des Docteurs de la Faculté de Médecine de Paris, afin de sçavoir si, d'après l'Exposé suivant, l'effusion de l'eau baptismale faite à froid est dangereuse aux enfans nouveaux-nés; si l'obstruction catharrhale qui en résulte, pour l'ordinaire, est nuisible non-seulement aux yeux, mais même au corps; s'il n'est pas plus naturel de baptiser avec une eau dégourdie, ainsi qu'il est observé pour les riches, & anciennement permis par différens Rituels; s'il n'est pas plus prudent de faire cette effusion sur la partie frontale, sans découvrir la tête de l'enfant; enfin quels sont les dangers qu'on peut éviter, & les précautions qu'on doit prendre. Ces moyens prudens & sages que la Religion ne peut refuser & que chaque individu a droit de réclamer, attireront sans doute les regards de l'Assemblée la plus respectable, & fixeront l'attention du Souverain qui nous gouverne. Semblable au Roi David, sa fermeté est remplie

A 3

de justice, & son amour pour ses sujets ne connoît pas de bornes ; la Religion trouvera donc toujours en lui un fidèle défenseur, un zélé protecteur ; & ses peuples un bon père qui, sans cesse occupé du bien de ses Enfans, ne peut que surveiller à leur conservation. Tel est l'*oint du Seigneur* & le soutien tutélaire de la France.

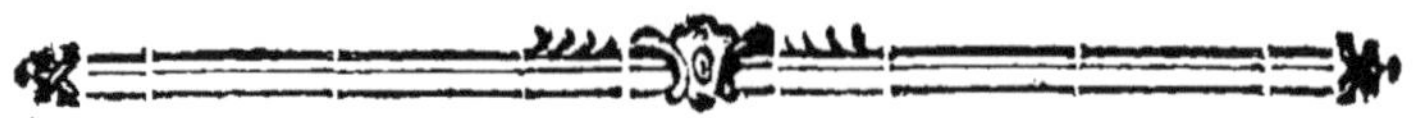

MÉMOIRE

A CONSULTER.

L'ÉTUDE particulière que j'ai faite & que je fais des maladies des yeux ; l'obfervation pratique & pénible qui m'occupe continuellement ; les fuccès journaliers qui compenfent les peines que je me donne, qui encouragent mes foibles lumières ; & plus encore ma fenfibilité envers les malheureux, font des motifs plus que fuffifans pour ouvrir mon cœur, pour dilater mon âme, pour chercher non-feulement à remédier aux accidens venus & parer aux accidens à venir, mais même pour porter les Chefs de l'Eglife à réformer différentes caufes productrices de maladies qui affligent l'humanité & particulièrement l'humanité naiffante ; c'eft donc en fcrutant ainfi la Nature ; c'eft en la fuivant dans fes marches les plus tortueufes, que j'ai reconnu le danger auquel on expofe les nouveaux-nés. Ce premier moment de notre exiftence, vu dans l'ordre des caufes phyfiques & d'après les effets qui en réfultent,

A 4

nous donne les allarmes les plus juftes, &
nous infpire la compaffion la plus grande.
En effet, après avoir paffé dans les entrailles
maternelles le temps néceffaire à notre for-
mation corporelle ; après avoir été alimenté
par le chyle le plus parfait, échauffé par
cette chaleur naturelle & vivifiante, nous
fortons enfin de cette prifon chaude &
obfcure, pour être expofés à l'intempérie de
l'air, aux rigueurs des faifons, & cela dans
un moment où la Nature a befoin de force
& de vigueur pour offifier l'affemblage im-
parfait des os pariétaux avec le coronal ou
frontal, pour fortifier les nerfs optiques,
les olfactifs, ainfi que toutes les filières qui
les environnent ; pour perfectionner la mem-
brane choroïde, & rendre les autres fufcep-
tibles du méchanifme de la vifion ; c'eft dans
ce moment fi précieux à la Nature qu'on
ne craint pas d'interrompre fon opération,
dans les temps même les plus rigoureux,
pour porter l'enfant à l'Eglife, y attendre le
Miniftre, foutenir les appareils & le cérémonial de ce Sacrement qui s'adminiftre pour l'ordinaire, fur la fontanelle, partie la plus fenfible, la
moins parfaite de tout le corps. Tous ces incidens
qui font du devoir de la Religion, & d'ufage, ne

porteroient pas encore atteinte à l'esprit vital & à la vision, parce que la Nature, habile à les réparer, trouveroit en elle-même toutes les ressources dont elle a besoin; mais l'eau froide, & quelquefois glaciale, qu'on répand pour l'ordinaire sur la fontanelle & aux environs, comprime les solides, arrête la circulation des fluides, produit des obstructions capables d'affecter les yeux, & plus souvent encore le corps, ainsi qu'il est aisé de l'observer. C'est d'après le tableau douloureux qui se présente tous les jours devant mes yeux; c'est d'après des observations multipliées & mûrement réfléchies, que je me suis décidé à présenter la Requête suivante à Nosseigneurs de l'Assemblée du Clergé, pour les supplier de voir d'un Œil favorable, & de soutenir de leur autorité spirituelle des Représentations aussi utiles aux sujets de l'Etat, qu'elles sont légitimement fondées. Assuré de trouver dans ces Prélats respectables une âme tendre & sensible, je n'ai pas craint de porter au Tribunal Ecclésiastique la cause des infirmités corporelles; & de présenter pour la solution de toutes difficultés apparentes l'exemple de l'Eglise d'Allemagne, qui ordonne & qui a soin de faire observer que l'effusion de l'eau baptis-

male se fasse avec une eau chaude ou dégourdie. Puisse cette vérité sensible ne pas
trouver d'obstacles, & couronner la demande
que je fais au nom de l'Humanité! Puissé - je
moi-même me dire un jour : J'ai réussi, & le
succès a surpassé même mes espérances!

Signé, l'Abbé DESMONCEAUX.

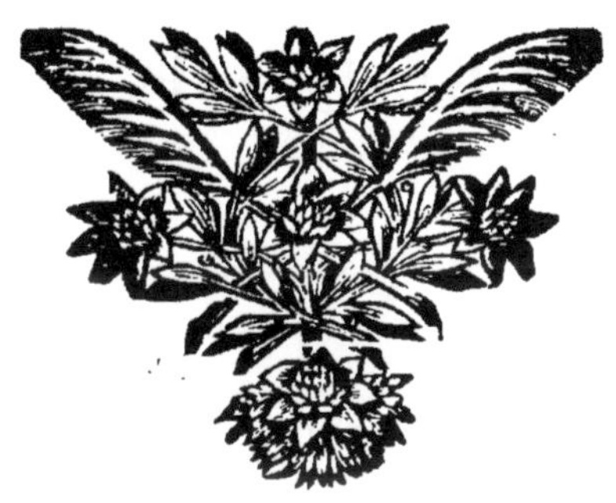

A NOSSEIGNEURS

LES PRÉSIDENT,

ARCHEVÊQUES, ÉVÊQUES,

ET MESSIEURS

LES DÉPUTÉS DU SECOND ORDRE,

TENANT L'ASSEMBLÉE

DU CLERGÉ DE FRANCE.

Messeigneurs et Messieurs,

Le sieur Abbé Desmonceaux, connu depuis long-temps par son Etude, par ses Observations pratiques sur les maladies des yeux, vous représente très-humblement qu'il ne se passe pas d'hiver qu'on ne lui apporte nombre de petits aveugles ; qu'on ne lui présente nombre de petites victimes qui ne doivent leur malheur qu'au peu de précautions qu'on prend dans l'administration du Sacrement de Baptême.

A 6

En effet, à peine ces corps frêles & délicats font-ils comptés au nombre des vivans, que la Religion nous impofe le devoir de les préfenter fur les fonts Baptifmaux. « C'eft au milieu » de cette pifcine falutaire qu'on leur découvre » la tête dans les temps même les plus rigoureux, » pour faire l'effufion avec une eau fouvent » glaciale que l'enfant reçoit avec des cris per- » çans, des mouvemens convulfifs; avec une » eau qui, répandue fur la fontanelle ou aux en- » virons, comprime les folides, arrête la circu- » lation des fluides, détermine une obftruction, » qui fouvent filtre fon humeur par le trou qui » livre paffage aux nerfs optiques & autres con- » duits, d'où il réfulte une ophtalmie qui eft » produite par cette humeur âcre & vifqueufe, » qui engorge les globes & irrite les vaiffeaux » variqueux de la conjonctive, porte le trouble » dans les humeurs aqueufe & cryftalline ; une » ophtalmie qui détermine une ftagnation hu- » morale ou même un hypopion qui fe fait jour » par l'éruption de la cornée tranfparente, qu'elle » mafque par des tayes, qu'elle obfcurcit par » des cicatrices, où enfin qu'elle détruit en pro- » duifant le malheureux état de la cécité. »

La maladie des yeux comme la principale, MESSEIGNEURS, qui attache & qui occupe le Repréfentant, eft auffi celle qu'il allégue particulièrement pour prouver le danger d'une effusion d'eau pour ainsi dire glaciale , & peu précautionnée ; cependant il croit pouvoir dire que l'obftruction , occafionnée par le froid de l'effufion de l'eau baptifmale , affoiblit les fonctions corporelles , quelquefois même fait périr nombre de petits fujets par la métaftafe de l'humeur qui tombe dans le pharynx , qui affecte la poitrine , augmente le volume des phlegmes , fe porte dans l'eftomac , détermine des convulfions & finit prefque toujours par l'extinction de l'efprit vital *.

---

* Il eft d'ufage de préfenter les enfans fur les fonts Baptifmaux dans les premiers vingt-quatre heures de leur naiffance ; & tout le monde fçait que ce temps eft confacré à purger le nouveau - né , à débarraffer fon eftomac d'une matière noire , médiocrement épaiffe & gluante qu'on appelle *Meconium* , parce que le féjour de cette liqueur feroit aigrir le lait , enforte que cette précaution néceffaire met en fermentation toutes les humeurs qui ont befoin d'être évacuées ; ce qui ne peut avoir lieu , s'il furvient un rhume de cerveau , qui dérange de nouveau l'économie animale , aigrit le lait , produit des vomiffemens , donne des coliques violentes , des convulfions , la diarrhée & fouvent enfin la mort. On doit dire cependant qu'il eft plufieurs de nos Prélats , & fur-tout Monfeigneur l'Archevêque de Paris , qui , inftruits du danger que courent les enfans , donnent & font donner de vive voix des ordres pour baptifer les nouveaux-nés avec de l'eau chaude ; mais une injonction de cette efpèce , qui ne fait pas loi , rifque d'être mal exécutée.

D'après cet Exposé dont les triftes effets nous fournissent journellement le tableau, il est aisé de reconnoître, MESSEIGNEURS, qu'une partie des accidens qui arrivent aux enfans, les trois ou quatre premiers jours de leur naissance, proviennent, pour l'ordinaire, du froid qu'ils éprouvent en recevant sur la tête découverte une eau que la fraîcheur des fonts Baptismaux rend glaciale, en la recevant, dis-je, sur une partie aussi délicate qu'est la fontanelle, puisque la future sagittale avec la coronale n'est pas encore conformée ; que ces assemblages organiques sont encore muqueux ; que la Nature fait alors des efforts suprenans pour perfectionner son ouvrage ; qu'il arrive même que la moindre impression de fraîcheur est capable d'arrêter les progrès de la circulation, de supprimer l'insensible transpiration, & de produire les effets les plus dangereux. La preuve de ce raisonnement est physiquement démontrée par les faits malheureux qui arrivent fréquemment en hiver, jamais ou presque jamais en été ; d'où l'on conclut qu'il tient à la prudence & à l'humanité d'employer toutes les précautions, de prendre tous les moyens pour remédier à ces inconvéniens, sans cependant rien changer aux cérémonies essentielles du Sacrement de Baptême.

Ces principes établis, & leur nécessité démontrée, on pourra m'objecter que l'usage & les
rites de l'Eglise ont été de tout temps sans
réclamation. Je répondrai que cet usage & ces
rites ne sont pas généraux, puisqu'il est des
Rituels où il est dit : *Poterit misceri aqua
calida cum frigidâ, ne noceat infantibus* *.
D'ailleurs la réclamation que je présente, démontrée par les causes, prouvée par les faits,
est plus que suffisante pour déterminer l'Eglise,
cette bonne Mère, à la conservation de ses
enfans adoptifs dans l'ordre de la Nature,
comme ils le deviennent dans l'ordre de la
Grâce. On ajoutera peut-être qu'il est des Con-
trées, même des Nations qui baignent les
nouveaux-nés quelques jours après leur naissance ; mais cette difficulté tombe d'elle-
même, si l'on considère que cet usage tient
autant à la constitution, qu'au climat & à la
précaution qu'on a de baigner le corps en
entier * *.

---

* Rituel de Paris.

* * Je présente ma proposition sous deux points de vue, qui
sont le spirituel & le corporel. Si j'envisage la Religion, que
de moyens pris dans les Rituels ; que de preuves théologiques
& morales n'ai-je pas àproduire pour obtenir l'administration du
Sacrement de Baptême avec de l'eau chaude ! Mais, quelque

Ce confidéré, MESSEIGNEURS, qu'il vous plaife de recevoir d'un œil favorable des Repréfentations qui n'ont pour but que le bien & le foulagement de l'humanité fouffrante, des Repréfentations qu'on peut admettre fans manquer aux ufages & rites de l'Eglife, fans que le commun des Fidèles puiffe fe prévaloir d'une condefcendance que la Nature demande, & que la Religion peut favorifer : « C'eft auffi » pour entrer dans des vues auffi louables qu'on » croit qu'il feroit fuffifant, d'après l'Avis ci-

---

multipliés que foient ces moyens, ils ne peuvent que déterminer l'humanité bienfaifante de nos refpectables Prélats ; c'eft pourquoi je me borne à faire valoir l'ufage & les rites de toute l'Eglife d'Allemagne, qui ordonne l'adminiftration du Sacrement de Baptême avec de l'eau chaude. Cette uniformité de cérémonies eft abfolument effentielle entre des enfans qui, fujets aux mêmes infirmités, n'ont qu'une même loi, ne connoiffent qu'un même père, toujours bon, toujours compatiffant envers fes malheureux orphelins en apparence, & que j'appelle les pauvres. C'eft cette portion chérie de l'Etat que j'adopte par préférence, & que je confidère fous le point de vue corporel ; auffi il me femble entendre de toutes parts des cris d'allégreffe & de bénédiction pour le fuccès de ma refpectueufe Requête. En effet quelle énorme différence entre le riche & le pauvre ; l'un habite un fuperbe palais où l'aifance & la prodigalité s'annoncent en tous points, où rien ne manque à fes défirs & à fes befoins, où fon corps, mollement étendu fur le duvet, répare quelquefois fes forces épuifées par les excès de fon abondance ; l'autre,

» joint d'un des Docteurs de la Faculté de Mé-
» decine de Paris, & Censeur Royal, de prendre
» dans votre Assemblée une Décision pré-
» cise & formelle, par laquelle on supplieroit
» Nosseigneurs les Archevêques & Evêques du
» Royaume, de vouloir bien notifier à MM. les
» Curés de leurs Diocèses, & autres préposés
» à l'administration du Sacrement de Baptême,
» qu'ils ayent à faire porter aux Fonts Baptismaux
» une eau chaude, & cela toutes les fois qu'il
» se présentera quelqu'enfant pour recevoir le

au contraire, trop content d'avoir un verre d'eau & un mor-
ceau de pain, gagnés à la sueur de son corps, va se renfermer dans
un grenier ouvert à tous les vens, & qui ne contient qu'un vil
grabat souvent mal empaillé ; trop heureux même quelquefois quand il peut renouveller cette litière mal-ordonnée.
C'est cependant de ces deux endroits, si différens en repré-
sentation, que sortent des enfans paîtris du même limon,
nés avec la même ressemblance, & qu'on devroit porter aux
fonts Baptismaux (avec acception de rang à la vérité)
mais sans distinction marquée dans le Cérémonial. En effet,
puisque nous sommes tous enfans d'Adam, & les mêmes
aux yeux de la Religion, il est absolument essentiel que la
loi soit égale pour le riche comme pour le pauvre, & qu'on
ne voie plus cette différence d'eau chaude pour les uns, & d'eau
froide pour les autres ; cette prédilection est une pierre de
scandale qui donne des armes à l'Impie pour accuser notre
peu d'humanité, & pour combattre ce qu'il y a de plus
sacré dans notre Sainte Religion.

» Sacrement de Baptême ; de les porter à cette
» pratique comme faifant partie du Rituel Dio-
» céfain, & même fous les peines canoniques ,
» à avoir cette attention, depuis le 1. Octobre
» jufqu'au 1. Mai inclufivement, ou, pour éviter
» toute difficulté , de les aftreindre à avoir ce
» foin en tout temps ; d'enjoindre également
» à MM. les Curés, & autres prépofés pour
» l'adminiftration de ce Sacrement, de ne rien
» faire déranger au lange ou béguin des enfans ; de
» faire l'effufion de l'eau, de repandre les onctions
» & de former les différens fignes de Croix fur
» la partie frontale, & non fur la fontanelle,
» qui eft d'autant plus fenfible, qu'elle n'a pas
» encore acquis une confiftance offeufe «. Cette
dernière précaution eft trop fenfible pour fouffrir
des difficultés, & ne pas admettre la différence
qu'il doit y avoir entre les cérémonies du Baptême conféré à des adultes, ou à des nouveaux
nés ; c'eft pourquoi ces fages précautions que
l'Eglife ne peut blâmer, puifqu'elles ne portent
aucune atteinte au Sacrement ; puifq'uelles font
fouvent en ufage pour les riches ; ces fages
précautions, dis - je, tranquilliferont les con-
fciences, calmeront les allarmes des obfervateurs,
diffiperont la jufte crainte des parens, feront
même ceffer des murmures dont la Religion
fouffre, & conferveront à l'Etat des citoyens

clairvoyans, des hommes forts & vigoureux pour lesquels on n'aura à craindre que les révolutions de la Nature, tristes mais naturelles appanages de notre foible constitution. *

Tels sont, MESSEIGNEURS, les justes Représentations que ma conscience me dicte, que mon humanité me suggère, & que je ne

---

* Il n'est pas possible de rendre compte des sujets que la mort moissonne, ni de faire l'énumération des accidens qui arrivent aux nouveaux-nés, les premiers jours de leur naissance, parce que les événemens sont si différens & si multipliés, que l'observation deviendroit volumineuse ; mais ce qu'on peut assurer avec connoissance de cause, c'est qu'en prévenant les malheurs occasionnés par l'effusion de l'eau baptismale à froid, la population y gagnera tous les ans plus de mille citoyens, qui n'auront point à redouter la foiblesse originaire d'une vue qui les rend à charge aux autres, & insupportables à eux-mêmes. J'en appelle au témoignage de MM. les Médecins, au témoignage des vrais observateurs, pour avouer que les nuances sont imparfaites, les couleurs trop foibles, & le tableau à demi crayonné ; aussi j'ose supplier Messeigneurs de l'Assemblée de nommer, s'ils le jugent à propos, des Commissaires intégres & judicieux, des Commissaires qui, amis du bien & de l'humanité, ajouteront à mon foible pinceau le coloris qui lui manque. C'est le seul moyen qui peut allumer le flambeau de la vérité qui doit éclairer le chapitre des accidens journaliers, qui doit tranquillifer nos consciences, appaiser nos allarmes, & faire cesser les murmures des petits, qui regrettent l'indulgence qu'on a pour les grands & les riches du siècle, en baptisant leurs enfans avec une eau dégourdie.

puis taire, d'après les obfervations que j'ai faites, fans me rendre refponfable au tribunal de Dieu, des dangers que j'ai reconnus, des accidens que j'ai vu arriver, non-feulement dans la partie oculaire & auriculaire, mais même dans les fonctions corporelles, qui n'en deviennent que plus difficiles & plus langoureufes. Puiffe le Ciel, témoin de ma fincérité & de mon défintéreffement, foutenir mon zèle, feconder ma demande, & rendre l'Affemblée la plus refpectable, propice à la voix d'un de fes foibles Miniftres! *

---

* Que d'actions de grace n'aura t-on pas à rendre à Noffeigneurs de l'Affemblée du Clergé, fi, d'après cet Ex-pofé, & d'après l'Avis d'un Cenfeur en Médecine, il en réfulte un Réglement décifif qu'on ne pourra pas plus enfreindre pour les petits que pour les grands ; un Réglement général qui fera ceffer des plaintes toujours renaiffantes, & qui confervera en peu de temps des milliers de citoyens auffi attachés à la Religion qu'utiles & néceffaires à l'Etat ; en un mot un Réglement que MM. les Curés & autres prépofés à l'adminiftration du Sacrement de Baptême, fe feront un plaifir, comme un devoir, d'obferver fcrupuleufement, puifqu'ils feront bien dédommagés de la petite gêne impofée, par la douce & délicieufe fatisfaction de foulager leurs femblables : *Diligite invicèm, ficut & ego dilexi vos.*

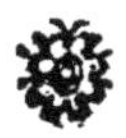

RÈPONSE de M. MISSA, Docteur-Régent de la Faculté de Médecine de Paris, & Cen-seur royal, au MÉMOIRE A CONSULTER.

LE souffigné, Docteur-Régent de la Faculté de Médecine, en l'Université de Paris, aggrégé Honoraire du Collège royal des Médecins de Nancy, ancien Médecin des Camps & Armées du Roi, membre de l'Académie des Sciences, Arts & Belles-Lettres de Châlons fur Marne, & Cenfeur royal, qui a lu avec réflexion le *Mémoire à Confulter*, le *Précis*, la *Requête* ci-deffus adreffée à Noffeigneurs du Clergé de France, & les *Notes* qui y font répandues, & qui a vérifié dans le Rituel de Paris la citation latine, conçue en ces termes : *Poterit mifceri aqua calida cum frigidâ, ne noceat infantibus,* inférée dans la Requête, &c.

Eftime qu'il eft à defirer, pour la confervation de la fanté des enfans; en premier lieu, qu'on obferve en France l'ufage qu'il a vu pratiquer dans les Eglifes d'Allemagne, & des autres Gouvernemens du Nord où il a voyagé, d'administrer le Baptême avec de l'eau fuffifamment

chaude ; ufage qui n'eft que permis par Monfeigneur l'Archevêque de Paris aux Curés de fon
Diocèfe.

En fecond lieu, que tous les Prélats de France
ordonnent aux Curés de leurs Diocèfes, d'employer, au moins en hiver, de l'eau fuffifamment
chaude pour conférer ce Sacrement.

En troifième lieu, qu'on faffe l'effufion,
qu'on répande les Onctions, & même qu'on
forme les différens fignes de Croix fur le front,
& non fur la fontanelle, qui n'eft encore que
membraneufe, & par conféquent fufceptible
d'irritation dans les nouveaux-nés.

Cette précaution, fans rien changer à l'ef-
fence du Sacrement, préviendra les accidens
fâcheux que les enfans nouveaux-nés éprouvent
fouvent, lorfque le Baptême leur eft adminiftré
avec de l'eau froide, dans le cours de l'hiver.

A Paris, ce quatorzième d'Octobre mil fept-
cent foixante-quinze.

Signé, M I S S A.

P. S. D'après l'Avis de M. M I S S A, qui
eft celui de tous les bons Obfervateurs, qui
ne ceffent de réclamer contre les accidens
furvenus, ou qui peuvent furvenir aux nouveaux-nés, quel eft le Prélat qui pourroit pen-
cher du côté de la négative, fans craindre de

fe rendre refponfable au Tribunal de Dieu ? Quel eft le Miniftre de la Religion, qui pourroit balancer entre une petite gêne, & une certitude d'être fouvent un homicide involontaire? Pour appuyer cette idée effrayante, je ne crains pas d'employer encore le témoignage d'un célebre Médecin, qui (dans le *Journal de Paris*, du 10 Janvier 1780) annonce que le *Tétanos*, maladie fi commune en Amérique, n'a trouvé de diminution qu'en retardant de neuf jours le Baptême des nouveaux-nés. Le même ajoute que, dans la Province de Guyenne, les Enfans qu'on baptife avec de l'eau froide, fe trouvent attaqués de *Tétanos* ou du cathare, & qu'ils périffent dans les huit ou dix premiers jours de leur naiffance ; obfervation qu'on avoit également faite à Cayenne, & qui n'a ceffé dans ces différens endroits qu'en fubftituant l'eau chaude à l'eau froide. Tous ces témoignages réunis que j'ai vérifiés, autant qu'il m'a été poffible, font des argumens que nos refpectables Prélats ne peuvent récufer, & qui militent en faveur de ma demande. D'ailleurs n'eftil pas à craindre que, de proche en proche, le peuple ne prenne de lui-même une permiffion que l'Eglife feule doit accorder ; ne peut il pas auffi arrriver que le Miniftère public inftruit des faits & accidens, porte fes plaintes au pied du Thrône & dans les Tribunaux : il eſt donc plus prudent de ne pas attendre le moment d'une réclamation générale pour aller , quand on le peut, au ſecours de l'humanité ſouffrante. Puiſſe la religion rendre durable & permanente la Déciſion formelle qu'arrêtera l'Aſſemblée du Clergé ! Puiſſe le Salomon qui nous gouverne , protéger de ſon autorité royale la cauſe de ſes fidéles ſerviteurs ! Puiſſé-je moi-même me dire encore long-temps : *Homo ſum ; nihil humani à me alienum puto.*